Peter Petersen
Majestät des Todes

Peter Petersen

Majestät des Todes – Bewegung des Lebens

Therapeutische Wandlungsprozesse

MAYER

Dr. med. Peter Petersen, Professor em. für Psychotherapie und Psychiatrie an der Medizinischen Hochschule Hannover; Arzt für Neurologie und Psychiatrie, Psychotherapie und Psychoanalyse.

Studium der Medizin, Psychologie und Philosophie; Publikationen und Forschungen zur endokrinologischen Psychologie und Psychiatrie, Gruppentherapie, Psychosomatik medizinischer Eingriffe in die Fruchtbarkeit (hormonale Kontrazeption, Sterilisation, Schwangerschaftsabbruch, In-vitro-Fertilisation), künstlerische Therapien.

Mehr als dreihundert Publikationen, in letzter Zeit vor allem zur künstlerischen Therapie; unter anderem: Der Therapeut als Künstler 1994, Ansätze kunsttherapeutischer Forschung 1990, Dieser kleine Funken Hoffnung 1993, Retortenbefruchtung und Verantwortung 1985, Schwangerschaftsabbruch – unser Bewußtsein vom Tod im Leben 1986.

Zu dem vorliegenden Text: revidiertes Einleitungs-Referat zum gleichnamigen »Symposium für künstlerische Therapie«, Mai 1997 in Hannover.

Für die Einbandgestaltung wurde das Motiv der Titelvignette von Gotthold Ephraim Lessings Untersuchung *Wie die Alten den Tod gebildet* (1769) einbezogen.

Die Deutsche Bibliothek – CIP-Einheitsaufnahme

Petersen, Peter:
Majestät des Todes – Bewegung des Lebens : therapeutische Wandlungsprozesse / Peter Pertersen. –
Stuttgart ; Berlin ; Mayer, 1998
(Mayer-Manuskript)
ISBN 3-932386-14-0

ISBN 3-932386-14-0

Umschlag: projekt partner,
Laurenz Theinert, Stuttgart
Satz und Druck: Gulde Druck, Tübingen

Inhalt

Majestät des Todes – Bewegung des Lebens

Einleitend sei dieser Betrachtung das Gedicht *Die kleine Trauer* des tschechischen Lyrikers Jan Skacel vorangestellt, welches seinem Gedichtband *Fährgeld für Charon* entnommen ist. Mit beiden Titeln klingen Grundmotive des hier zu behandelnden Gegenstandes an: Charon, eine Figur aus der griechischen Mythologie, schiffte die Seelen der Toten in seinem Kahn über die Styx, den Totenstrom, hinüber zum Hades, dem düsteren Todesreich; die Trauer hierüber ist – die Gedichtüberschrift deutet es an – personifiziert, und der Tod ist eingebettet in die große Naturstimmung des Herbstes und darüber hinaus in ein umfassendes Leben, das geheimnisvoll angedeutet wird mit dem Lied der kleinen Trauer.

Die kleine Trauer

Wenn's im September zu dunkeln beginnt,
schon ohne Samt, rauh, kahl,
geht eine kleine Trauer feldein
und singt,

an Schollen, grau wie Lerchen, geht
die kleine Trauer hin und singt,

(es gibt ein Ereignis älter als ich,
als mein Tod,
als Traurigkeit durch mich, verzeih)

singt für sich die kleine Trauer auf dem Feld
und geht
die Hanfwege hin des Herbstes.

Ich möchte damit auf die Sphäre einer umfassenden Stille und Majestät von Trauer und Tod hinweisen. Viktor von Weizsäcker sagte einmal: »Nicht das Leben ist der Gegenspieler des Todes, die Geburt und heute die Empfängnis sind Gegenspieler des Todes.« Beginn und Ende des Lebens sind heute in der Medizin umkämpft und können der technischen Manipulation anheimfallen. Technik aber ist Ausdruck unserer Geisteshaltung und unseres Bewußtseins.
Nach K. E. Georges bedeutet Majestät des Todes: unser Bewußtsein für die Größe und Hoheit, die Erhabenheit und Würde, auch für die Unerbittlichkeit und das Grauen des Todes zu schärfen, es wahrzunehmen und zu akzeptieren.[1] Dabei ist die ursprüngliche Wortbedeutung von Tod eine eigenartige und weicht von der heutigen ab. Althochdeutsch »touwen« (untergegangenes Verbum) heißt »betäubt, bewußtlos werden, hinschwinden« und gehört zur indogermanischen Wurzel »dheu«: stieben, wirbeln, blasen, Dampf, Rauch, Dunst.[2] So läßt sich schon an der Etymologie des Wortes Tod eine signifikante Veränderung der Einstellung ablesen: Ein ursprüngliches Hinschwinden in Dampf und Dunst wird heute zu einer Entschiedenheit von endgültiger Grenze und absolutem Ende – jedenfalls dieses irdischen Lebens – und damit zur vorrangigen existentiellen Herausforderung in unserem Leben.

Tod, ein neues Tabu

Der Tod wird heute nicht mehr durch Verschweigen, sondern durch Zerreden tabuisiert. Lawinenartig haben sich Publikationen[3], Tagungen, Konferenzen, Fernseh- und Radiosendungen über das Problem des Todes ausgebreitet. Das »Todespalaver«[4] deckt sein Geheimnis mehr zu, als daß es zur Klärung beiträgt. Der Tod in unserer *Vorstellung*, nicht der real von uns wahrgenommene Tod ist entsetzlich. Der – auch in psychologisch-experimentellen Simulationen – *vorgestellte* Tod ruft existentielle Angst und Grauen hervor, so daß sich diese in einem Abwehrreflex auf andere Felder, zum Beispiel Rassismus und Ausländerhaß, verschieben.[5] Der vorgestellte Tod ist eine Form der Entfremdung des Todes, denn die konkrete Wirklichkeit eines sterbenden Menschen und eines Toten wird durch die Vorstellung verstellt. Dagegen können die reale Wahrnehmung, genaue Kenntnis, das Sich-Einlassen auf Sterbende und die Begleitung der Toten und Hinterbliebenen – also die konkrete Erfahrung – Gelassenheit, Mitgefühl und Milde hervorrufen. So läßt der vorgestellte Tod uns erblinden für die Wahrnehmung des wirklichen Todes.

Eine andere Form der Entfremdung des Todes ist eine Vermischung mit Destruktivität. Die durch Atombombe und ökologische Katastrophe verbreitete apokalyptische Endzeitstimmung, die realiter ein Ausdruck lebensvernichtender Destruktivität ist, wird mit dem Tod gleichgesetzt.[6]

Der amerikanische Chirurg und Medizinhistoriker Sherwin Nuland läßt sein erfahrungsgesättigtes, lebendig geschriebenes Buch *Wie wir sterben* in die skeptische Frage münden: »Ein Ende in Würde?«. Er läßt zahllose Bilder von grauenhafter Qual, Sprachlosigkeit, ohnmächtiger Verzweiflung und Hilflosigkeit wie apokalyptische Reiter des Todes passieren. Durch den Blick des naturwissenschaftlich geschulten Arztes möchte er das Sterben entmythologisieren, denn der Mythos des würdigen Todes ist häufig ein Selbstbetrug, den er zu Recht desillusionieren will. Er schließt seine ebenso ehrlichen wie einseitigen Gedanken mit den Worten: »In früheren Zeiten glaubte man an die Kunst des Sterbens, ars moriendi. [...] Damals konnte man dem Tod nur auf eine Weise begegnen – ihn geschehen lassen [...] in Frieden mit Gott. [...] Es gab kaum etwas anderes als Trost des Gebetes und den Beistand der Familie, um die qualvollen Beschwerden des Sterbens zu lindern. [...] Heute beschäftigen wir uns nicht mehr mit der Kunst des Sterbens, sondern mit der Kunst, Leben zu retten [...] mit immer ausgefeilteren lebensrettenden und lebensverlängernden Techniken – führen sie nicht zum Erfolg, bleibt der Sterbende sich selbst überlassen.«[7]

Zu dieser irrtümlichen Gleichsetzung von Destruktivität, also Vernichtungsgewalt, und Tod gibt Sigmund Freuds These vom Todestrieb als Gegenspieler des Eros Anlaß genug. Wenn der Tod ein Provokateur zum lebensgefährlichen Risiko wird oder als süßlicher Verführer in einer verzweifelten Lebenssituation auftritt, kann dieses destruktive Gewand ebenfalls zu einer Verwechslung führen. Der Tod taucht dann als Freund auf – eine vor allem in der Romantik gängige Metapher, man denke an Matthias Claudius' *Der Tod und das Mädchen*[8] – oder er zeigt sich in der Metaphysik der Aufklärung: Bei Lessing erscheint der schöne und sanfte Tod als Bruder des Schlafes; Psychoanalytiker verwechseln diese Figur nicht selten mit der Verleugnung des Todes.[9]

In subtiler Weise wird der Tod entwertet, indem er durch ein System narzißtischer Grandiosität mit Größenphantasien in Beziehung gebracht und überspielt wird.

Die Weisheit unserer Volksmärchen spricht davon. Im Grimmschen Märchen *Der Gevatter Tod* hat der erfolgreiche junge Arzt, ein Patensohn des Todes, die hellseherische Gabe, sogleich beim ersten Krankenbesuch zu erkennen, ob der Kranke genesen wird oder stirbt. Wenn der Tod am Kopf des Kranken steht, wird dieser genesen. Steht er zu dessen Füßen, muß er sterben. Einmal überlistet der Arzt den Tod, indem er den vom Tode bedrohten kranken König umdrehen läßt, so daß der Kopf des Kranken statt seiner Füße beim Tod zu liegen kommt. Dieser droht seinem Patensohn, diesmal wolle er ihm die List noch verzeihen, aber kein zweites Mal. Der Arzt kann der Versuchung nicht widerstehen, auch die vom Tode bedrohte Königstochter durch die gleiche List seinem Paten zu entwinden. Der Tod führt ihn daraufhin in eine große Höhle mit den Lebenslichtern der Menschen. Dort muß der Arzt sehen, daß sein Licht kurz vor dem verlöschen ist.

Wer sich der Macht des Todes durch List entgegenstellt – *das* sagt dieses Märchen –, ist selbst des Todes. Es dürfte demnach unsere Aufgabe sein, die Majestät des Todes wahrzunehmen, statt ihn zu überlisten.

Die Unsterblichkeitsideologie als pervertierte und entfremdete Form der Unsterblichkeitsidee begegnet uns in der jüngst wieder aufgeführten Oper von Viktor Ullmann *Der Kaiser von Atlantis – oder die Todverweigerung*. Der Komponist hat dieses Werk im KZ Theresienstadt 1943 niedergeschrieben und dort auch erstmalig aufgeführt. Kurze Zeit später wurde er in Auschwitz ermordet. In dieser Oper verweigert der Tod in Absprache mit dem Kaiser von Atlantis seine Aufgabe. Die Menschen werden unsterblich – auch im Kampf jeder gegen jeden gibt es keinen Tod, und durch die Todverweigerung entsteht ein entsetzliches Elend auf der Welt. Diesem Chaos läßt sich nur dadurch ein Ende bereiten, daß der Kaiser freiwillig dem Tod sein Leben opfert – so wird auf Erden die kosmische Ordnung von Sterben und Geborenwerden wieder hergestellt.

Durch Unsterblichkeitsphantasien leben Menschen in ihrem persönlichen Ruhm weiter – man denke zum Beispiel an den Kyffhäuser-Mythos um Kaiser Barbarossa –, aber auch dieser Gedanke wurde zunehmend als banal-materialitsische Formel aufgefaßt. So ließ sich 1967 der amerikanische Psychologe J. Bedford einfrieren und harrt, eingehüllt in Alufolie, in einem Eisschrank seiner Auferstehung. Er tat das in der Hoffnung, eines Tages würde das ewige Leben auf Erden erfunden werden, und er wollte diese Zeit nicht verpassen.[10]

In dieser ungesunden Mixtur narzißtischer Ewigkeitsphantasien mit dem Tod geht nicht nur der Gedanke der Endlichkeit und der Einmaligkeit unseres

Lebens unter. In den Sog eines solchen Unsterblichkeitswahnes und des medizinisch-materialistischen Kampfes gegen den Tod kann auch die Idee der Reinkarnation[11], der Wiederverkörperung des Geistes in gefährlicher Weise verwickelt werden. Dies geschieht, indem der geistige Kern, die pneumatische Existenz des Menschen, mit einer aufgeblähten Größenidee verwechselt und die materielle Unsterblichkeit des Menschen mit einer tiefgehenden Transformation des menschlichen Wesens gleichgesetzt wird. In der Verwissenschaftlichung von Tod und Sterben findet sich eine weitere Form der Entfremdung, wobei diese Form ebenso Kunst und Kunstgeschichte wie Theologie umfassen kann. Wenn heute die Namenlosigkeit und Anonymisierung des Sterbens im Haus der Apparatemedizin beklagt wird, wenn die Verdrängung der Endlichkeit des Lebens und die Ausgrenzung der Sterbenden den Medizinern zugeschoben werden, wenn heute in Deutschland 90% der 900.000 Toten pro Jahr in Krankenhäusern und Altenpflegeheimen sterben, so ist diese Flucht des abgeschobenen Todes in die Institutionen ein gesamtgesellschaftlicher Vorgang. In gewissem Sinn ist es dann konsequent, wenn der Tod auch in der Medizin keinen Raum mehr hat – im buchstäblichen und metaphorischen Sinn, indem es in Krankenhäusern nur wenige würdige Aufbahrungsräume gibt, wo die Verstorbenen tatsächlich drei Tage lang ungestört ihre Totenruhe haben und die Angehörigen die Totenwache halten und Abschied nehmen können. In dem Krankenhaus, an dem ich tätig bin, dem zur Medizinischen Hochschule Hannover gehörigen Städtischen Krankenhaus Oststadt, wurde 1994 zwar eine sehr schöne Kapelle eingeweiht – aber die notwendigen Aufbahrungsräume unter der Kapelle wurden verweigert mit dem Argument, den Menschen in der Kapelle könne das Grausen kommen, wenn sie Tote unter sich wüßten, und im übrigen seien die Kellerräume notwendig als Aktenarchiv.

Kein Raum im übertragenen Sinn bedeutet: Wenn schon die Philosophie den Tod als zu verhindernden Unfall[12] ansieht und mit ihm nichts anzufangen weiß, so bleibt auch den Medizinern als ausführendem Organ der Gesellschaft und der Common-Sense-Philosophie fast nichts anderes übrig, als den Tod zum Gegner zu machen, zum Feind, der besiegt werden muß. »Kampf dem Krebs« heißt die Devise, nicht aber: den biographischen Sinn dieser Krankheit mit dem individuellen Kranken verstehen und den Krebs in das Leben integrieren. Ausgrenzung, Ausmerzung, Austilgung sind vielmehr die Leitmotive der modernen biotechnologischen Medizin.

So zeigt sich auch im Streit um das Transplantationsgesetz eine doppelte Verdrängung des Todes. Für den Organempfänger wird die Endlichkeit des Lebens hinausgezögert, auch wenn wir aus der psychotherapeutischen Begleitung von transplantierten Kindern und Jugendlichen[13] und aus der Selbsterfahrung eines lebertransplantierten Psychiaters[14] inzwischen wissen, daß dieses verlängerte Leben mit zum Teil tödlichen seelischen Qualen erkauft wird. Dieses verlängerte Leben kann aber auch als kostbare Leihgabe erkannt werden.[15]

Die andere Seite der Verdrängung des Todes in der Transplantationsmedizin zeigt sich in der Definition des »Hirntodes«. Durch diesen Begriff wird der sterbende Mensch auf eine hirnbiologisch funktionierende Maschine reduziert, der Tod wird biologistisch umgedeutet, der Prozeß des Sterbens wird willkürlich verkürzt, und die seelisch-geistigen Prozesse des Sterbens im Sinne einer vertieften und erweiterten Anthropologie des Sterbens werden verleugnet.[16]

Im Falle der Hirntoddefinition trägt die Medizin allerdings in ureigener Weise die volle Verantwortung für diese Verdrängung beziehungsweise verkürzende Umdeutung des Todes.

Eine interessante Spielart der Entfremdung erscheint bei dem Moraltheologen Eberhard Schockenhoff. Er argumentiert angesichts der Majestät des Todes horizontal: Es geht »nicht [um] die Kenntnis des Jenseits, sondern [um] das Wissen darum, worauf es im Leben ankommt, [...] das ewige Leben beginnt heute, im Hier und Jetzt«[17] – womit er alltagspsychologisch natürlich Recht hat, denn der Tod im weitesten Sinn ist immer ein Phänomen des Lebens. Aber es fehlt hier der fundamental transzendentale Gedanke der überpersönlichen Gestalt des Todes, zumal aus theologischem Munde. Deshalb nimmt diese Theologie auch Nah-Todes-Erfahrungen[18], also empirische Befunde, nicht ernst oder wertet sie in ähnlicher Weise wie die neomarxistische Kritik ab[19], als ob es sich bei diesen *Erfahrungen* um irrationale Mystifikationen oder um Jenseits-*Vorstellungen* handele. Einer rationalistischen Verwissenschaftlichung des Todes wird damit Vorschub geleistet; die Majestät des Todes beispielsweise als Durchgangspforte zu einer Weite der Bewegung des Lebens kommt nicht in den Blick.

Der Tiefenpsychologie bleibt angesichts dieser Entfremdung zuweilen nichts anderes übrig als eine traurige Lese vertrockneter Blüten. Sie konstatiert Rückzug in die Privatisierung, geschützt durch Scham und Scheu, Abgeschottetsein der Toten, Verdrängen der Trauer oder Schutz der Trauernden vor der Öffentlichkeit.

Eine junge Frau fürchtet sich nach der Totgeburt ihres heißersehnten Kindes, an ihren Arbeitsplatz zurückzukehren – unter anderem weil sie verletzende Fragen nicht ertragen könne, aber auch aus Scham. Ich telefonierte in ihrer Gegenwart mit ihrem Vorgesetzten, und zu ihrem Erstaunen zeigte er großes Verständnis. Auch die Mitarbeiter nahmen die Kollegin alsbald in ihrer Gruppe in menschlich warmer Weise wieder auf.

Tiefergehende psychologische Strukturen wie die des Homo Faber, der seine Trauer durch Machen zudeckt, und des Kind-Archetypus beziehungsweise des »ewigen Jünglings«[20] befördern ebenfalls die biologisch-mechanistische Manipulation des Todes der modernen Medizin: Die ewige Jugend soll herstellbar gemacht werden, und der Mediziner wird so zum ausführenden Organ einer breiten kollektiven Strömung. Er erfüllt seine Aufgabe technisch perfekt, muß die zunehmende ökonomische Unbezahlbarkeit des Systems zudem noch öffentlich verteidigen, und er tut das mit gespaltenem Gewissen, weil die Diskussion um einen friedlichen Tod und die Debatte um die Transplantation und den Schwangerschaftsabbruch längst in der Ärzteschaft entbrannt ist.

Wenn eine neomarxistische Anthropologie[21] zu Recht den wahren Charakter des Todes zur Stabilisierung des herrschenden gesellschaftlichen Systems analysiert und die Manipulation des Menschen als

Pseudo-Natur entlarvt, so kann es zum gefährlichen Irrtum gehören, den Tod des Menschen als ein Natur-Problem zu betrachten. Der Tod des Menschen läßt sich unter anderem zwar *auch* biologisch-naturwissenschaftlich und in diesem Sinn als einen Vorgang der Natur erfassen[22], aber anthropologisch ist er zuerst ein *geistiger* Prozeß. Natürlich gibt es hier dringenden Klärungsbedarf. Was ist zum Beispiel der Geist des Menschen? Und wie ist er angemessen zu beschreiben? Solche fundamentalen Fragen sind nicht in Kürze zu beantworten – es kommt mir an dieser Stelle darauf an, sie offenzuhalten.

Wie spiegelt sich das neue Tabu wider in Literatur und Kunst, in Kultur im weitesten Sinn? Bis ins 19. Jahrhundert, bis zu Tolstoi, gab es ein überpersönliches Gesicht des Todes. Das Durchscheinen des Lichtes, die Flut einer umgreifenden Liebe durchdrang den Tod, umkränzt von zahllosen Ritualen und Todestexten christlichen Denkens: die Ars moriendi Literatur.[23] Dann brachen die Kellergewölbe destruktiver Tiefe auf – zuerst gedanklich und psychotherapeutisch eingeleitet durch Sigmund Freud und die Tiefenpsychologen, später im kulturellen Untergang des alten Europa. Daß mit dieser alten Tradition Europas auch überfällige Todesvorstellungen eines traditionellen Christentums wie die des Strafgerichtes im Jenseits und die rein passive Erlösung des sündigen Menschen mit Christi Golgatha-Tod revidiert werden müssen, gibt für produktive Entwicklungen Raum. Aber bei tiefer erlebenden Menschen verbreitet sich zuerst Entsetzen: Der häßliche Tod erscheint bei Gottfried Benns *Mann und Frau gehen durch die Krebsbaracke* oder *Bett stinkt bei Bett.* Das Grauen des Massenmordes kann nur notdürftig in Paul Celans *Todesfuge* in Worte gebracht werden – das Gedicht hatte den ursprünglichen Titel *Todestango.* »Der Tod ist ein Meister aus Deutschland« – dies sind Worte, die erst viele Jahre nach der tödlichen Destruktivität gefunden werden konnten, als der Künstler sich von seinem Erleben soweit distanzierte, daß ihm das Schreiben über das Grauen möglich wurde. Der Tod erscheint hier erneut gepaart mit Destruktivität, die Majestät des Todes wird verdeckt.

Eine neuerliche kulturelle Bewegung tritt hervor als »Kultus des Irrationalen«, als Reaktion auf Rationalisierung des Weltbildes, auf Funktionalisierung, Effizienzdenken und Versachlichung menschlicher Beziehungen wird Kunst zur Fluchtburg des modernen Ich in die Regression. Das Ich zieht sich aufs Private zurück mit gesteigerter Sensibilität für das Metaphysische und dem privaten Ausdruck subjektiver Gefühle wie Aggression, Angst und Unsicherheit.

Die zeitgenössische, postmoderne Kunst[24] sucht nach Tiefenstrukturen jenseits des Subjektiven, jedoch wird der Rückgriff auf das Heilige und die Wiederentdeckung des Mythos verzerrt, indem entweder Transzendenz und Leere, Devotion und Nihilismus vermischt werden, oder indem die Verbindlichkeit des Mythos – wie sie bei kosmischen und gesellschaftlichen Prozessen als Modell für eine ganze Welt wirksam sein kann – als »ein zusammengesuchtes Flickwerk« zu einem privaten Mythos ohne Verbindlichkeit reduziert wird. Und da, wo – wie bei Joseph Beuys – der Mythos durch soziale Wirkung verbindlich werden könnte, wird der Bezug zum

Christentum durch Ideologieverdacht einer »anthroposophischen Rezeptur« entwertet. Als wenn Esoterik und Mystik als solche mit Ideologie gleichzusetzen wären!

Ebenso werden *Todesbilder*[25] mit apokalyptischer Destruktivität – militärischer Rüstung, ökologischer Katastrophe – gleichgesetzt, auch, wie zum Beispiel bei Pasolini, mit der Faszination von Gewalt – etwa Menschenopfer oder Zerstückelung. Eine rückhaltlose Phänomenologie des Todes in der Kunst jedoch ist aufgegeben für die Zukunft.

Überblickt man diese Dimension eines neuen Todestabus, so wird ein radikaler Bruch und damit auch die Notwendigkeit eines Umbruchs unserer Zivilisation deutlich. »Während sich die technologisch-ökonomische Ordnung an Maßstäben funktionaler Rationalität und Effizienz orientiert, propagiert die Kultur gegenläufig hierzu Selbstverwirklichung und Genuß. Die Kluft zwischen diesen beiden Sphären wird größer.«[26]

Wozu sind künstlerische Therapeuten herausgefordert?

Majestät des Todes und Bewegung des Lebens in therapeutischen Wandlungsprozessen – ich hege die begründete Hoffnung, daß künstlerische Therapeuten sich diesem Thema in angemessener Weise nähern können.

Was berechtigt mich zu dieser Hoffnung?

Zunächst zur Definition des künstlerischen Therapeuten: Ich meine damit keine Profession im Sinne der Bundesanstalt für Arbeit oder eines wie immer auch gearteten zukünftigen Therapeutengesetzes des Deutschen Bundestages, sondern eine künstlerisch-therapeutische Lebenshaltung mit professioneller Bedeutung; also eine Lebenshaltung, die der res publica, dem Wohl der therapeutischen Gemeinschaft dient, keine res privata der höchstpersönlichen Selbstverwirklichung. Künstlerischer Therapeut – wer ist damit angesichts des Themas gemeint? In bezug auf den professionellen Personenkreis ist mein Begriff weit, in bezug auf die Lebenshaltung streng. Dazu rechne ich Therapeuten, die unter anderem mit Musik, Malerei, Plastik, Bewegung, dem Wort arbeiten – also auch Seelsorger, Ärzte, Pädagogen, Sozialpädagogen und Krankenpflegepersonen. Therapeutentum in diesem Sinne ist einer anderen kulturellen Strömung des Abendlandes verpflichtet als die medizinisch-ärztliche Strömung. Griechisch »Archiatros«, der Oberarzt, war der Titel der Hofärzte antiker Fürsten – im Mittelalter war »Arzat« (althochdeutsch) der Leibarzt der geistlichen und weltlichen Großen. Daß Ärzte auch heute mit gesellschaftlicher Macht eng verbunden sind, wissen wir spätestens aus der Kombination des industriell-medizinisch-militärischen Komplexes. Dagegen ist der Therapeut von jeher der Genosse, Gefährte und Begleiter. Den Patienten begleiten, Gefährte seines Leidens sein, den Kranken pflegen – das ist seine Aufgabe. Freilich waren in Griechenland die Therapontes Dios, also die Gefährten des Zeus, Fürsten, also edle Geister, womit auf die adlige Gesinnung des Therapeuten hingewiesen ist.[27]

Der therapeutische Dialog ermöglicht die freie und freisetzende Begegnung zwischen Ich und Du. Patient und Therapeut treten als autonome Personen einander gegenüber, sie gehen im Rahmen ihrer festgelegten Rollen aufeinander zu. Dieses Gegenübersein ist auch dann gemeint, wenn sich die therapeutische Beziehung im Gestrüpp neurotischer Kollisionen und Übertragungs/Gegenübertragungs-Beziehungen verwirrt hat. Dieser Dialog formuliert sich nicht allein aus der Kühle des Kopfes, er bricht nicht allein heraus aus der Tiefe des Bauches, sondern er bildet sich aus der Herzmitte. Die Herzmitte, ein Wort Martin Bubers aus seinem *Dialogischen Prinzip*, ist das psychosomatische Organ des Dialoges, des Zwischen-Wortes, das sich als ein Heilmittel der Freiheit zwischen Patient und Therapeut bildet.

Von Blaise Pascal, dem großen Gegenspieler des René Descartes, haben wir an der Wiege der abendländischen Neuzeit eine Philosophie des Herzens geschenkt bekommen. »Was ist das Herz im Pascalschen Sinne? Vor allem eines: nicht Ausdruck des

Emotionalen im Widerspruch zum Logischen; nicht Gefühl im Widerspruch zum Intellekt; nicht ›Seele‹ im Widerspruch zum ›Geist‹. ›Coeur‹ ist selbst Geist, eine Erscheinungsform des Geistes. Der Akt des Herzens ist ein für die Erkenntnis ›gebender‹ Akt. Bestimmte Gegenstände gelangen nur im Herzensakt zur Gegebenheit.«[28]

Diese Logik des Herzens ist ein Aspekt künstlerisch-therapeutischer Lebenshaltung. Ein anderer ist das Erkenntnisvermögen für den künstlerischen und den therapeutischen Prozeß. Die Methoden dafür sind Wahrnehmung und Imaginationskraft, so der verstorbene Heidelberger Philosoph Georg Picht in seinem posthum erschienenen Werk *Kunst und Mythos.* Das ist ein Grundsatz für jeden reflektierenden künstlerischen Therapeuten. Inwiefern?

Wahrnehmung heißt, die sinnliche Qualität der Dinge, Prozesse und therapeutischen Vorgänge unmittelbar zum Erleben und zur Wirkung kommen zu lassen. Sie ist nicht Vorstellung. Der vorgestellte Tod zeigt sich in Grauen und Häßlichkeit, dagegen ruft die Wahrnehmung des Sterbenden und Toten im therapeutischen Dialog Qualitäten wie Mitleid und Milde hervor. Wahrnehmung ist ebenso streng unterschieden von rationalen Schlußverfahren – Methoden des üblichen wissenschaftlichen Arbeitens. Dieses Denken in rationalen Schlußverfahren verkürzt und zerstückelt die Wahrnehmungswirklichkeit durch Reduktion und Fragmentation, indem es schließlich auch mit quantitativ zu verarbeitenden Daten hantiert. Jene Denkoperationen ähneln also computerisierbaren Mechanismen, und sie können auch durch den Computer simuliert werden. Wahrnehmung dagegen richtet sich auf innere seelische Erlebnisse und zwischenmenschliche Prozesse ebenso wie auf unmittelbare Sinneseindrücke. Sie sind nicht auf anderes zurückführbar oder durch anderes ersetzbar. Jedoch kann sich der Wahrnehmende durch Surrogate täuschen lassen, wie zum Beispiel beim Hören von Mozarts Musik vom Tonband als Tranquilizer mittels akustisch-musikalischer Täuschung oder in modernen Sexualtherapien durch die Hinzunahme eines Surrogat-Partners als Übungsobjekt, wodurch die sinnlich-sexuelle Begegnung vorgetäuscht wird. Aufgabe und Herausforderung an Kunst und künstlerische Therapien dagegen ist es, unser sinnliches Wahrnehmen zu intensivieren.[29] Imagination beziehungsweise Einbildungskraft greift in die Sphäre der Phantasie – jedoch nicht in die einer restlos freien Assoziation von ideenflüchtigem Gepräge, sondern in die einer disziplinierten und zugleich freien Phantasie, welche die ursprüngliche Wahrnehmung vertieft und später erweitert in konzentrischen Kreisen, die immer auf den Ursprung bezogen sind. Einbildungskraft ist der Schlüssel zur Bilderwelt, zur Imagination, den bildenden Kräften und zur Sphäre des Mythos.[30] Jeder Künstler und Wissenschaftler, der ein umfassendes Problem bearbeitet, schöpft aus dieser Sphäre.

Quellen ursprünglichen Lebens erschließen sich einer Methode des Herzens, die Wahrnehmung und Einbildungskraft in strenger Disziplin übt.

Nur in der Freiheit des Dialoges kann sich der therapeutische Wandlungsprozeß einstellen. Durch Manipulation, sei sie nun biotechnologischer oder spiritueller Art, ist dieser Wandlungsprozeß nicht herstellbar. Er stellt sich ein – nicht ich oder irgend jemand anderes stellt ihn her. Für dieses Sich-Einstellen ist eine mediale Haltung erforderlich, die zwischen aktiv und passiv liegt und bedeutet: die Wandlung kommen lassen. Manipulativ machbar ist nur die Veränderung.

In diesem Prozeß ist der kleine Tod für den kundigen Therapeuten schon immer ein Teil der Bewegung des Lebens gewesen. »Wer nicht stirbt, bevor er stirbt, der verdirbt, wenn er stirbt«, heißt es bei Angelus Silesius. So kann der kleine Tod eine Vorübung für den endgültigen sein. Der kleine Tod steht für den freiwilligen und bewußten Verzicht. Zu verzichten ist auf heiß ersehnte Wunschobjekte – zum Beispiel hat man es in der Frauenklinik ständig mit dem Kinderwunsch zu tun, ebenso auch mit dem Wunsch, ein totgeborenes Kind möge doch wieder lebendig werden. »Der Tod«, so C. G. Jung, »wird in der Lebensmitte geboren«, was heißen kann: In dieser Lebensphase wird der radikale Verzicht auf Lebensperspektiven und Wünsche der Jugendzeit und der biographischen Aufbaujahre verlangt.

Loslassen – dieses heute oft gebrauchte Wort verharmlost den bewußten Verzicht. Tiefster Schmerz, schreiende Verzweiflung und Sturz in die bodenlose Starre können damit verbunden sein, wie wir aus dem Trauerbuch *Wohin denn ich?* der Dichterin Marie-Luise Kaschnitz wissen. Sie schrieb es nach dem Tod ihres inniggeliebten Mannes. Die Majestät des Todes kann seine Schatten in dieser Bewegung des Lebens vorauswerfen. Wir müssen nach einem Wort Goethes lernen, »den Tod von der Lebensseite her zu betrachten«.

Wandlung, die Ankunft des Neuen, ereignet sich erst dann, wenn das Chaos von Aufschrei und Verzweiflung zur Gelassenheit kommt, ohne deshalb das Bewußtsein schmerzvollen Leides zu verlieren. Der Schmerz wandelt sich zum Sinnesorgan für das Neue, das der schöpferischen Bewegtheit des Lebens entspringt, als ein Geschenk für Patient und Therapeut. So ist diese Gabe ein heilendes Mittel aus der Mitte zwischen den Therapiepartnern, nicht das Produkt einer artifiziellen medizinischen Operation.[31]

Der aus der Schule C. G. Jungs stammende Kölner Psychotherapeut Edgar Herzog schildert in seinem Buch *Psyche und Tod* Symbole der Wandlung anhand von Träumen, in denen das Bild des Todes seinen ausschließlich negativen Charakter für den Träumenden verliert.[32] Das Todesbild des Träumers vertieft und entfaltet sich stufenweise in einer religiösen Reifung der Seele. Dementsprechend sieht Herzog in der Verdrängung des Todes die Quelle vieler heutiger Neurosen – so wie es um die Jahrhundertwende die Verdrängung der Sexualität war.

Der Tod, als solcher wahrgenommen, kann zum Geschenk in diesem Wandlungsprozeß werden. Kürzlich kam ein junges Elternpaar zu mir, das die Fehlgeburt ihres gewünschten Kindes erlitten hatte. Jetzt war in der 28. Schwangerschaftswoche durch Ultraschall eine nicht operable Fehlbildung des Herzens beim Kind diagnostiziert worden. Das bedeutete, das Kind war nicht lebensfähig. Wenn irgend möglich, wollte das Paar einen Schwangerschaftsabbruch vermeiden, die junge Frau wollte das Kind entbinden, um es dann sterben zu lassen. Ihr war klar bewußt, daß sie den Tod in sich trug, und sie fühlte sich zu-

gleich aufgefordert, dieses Bewußtsein als zu ihrem Leben zugehörig anzunehmen. Den Tod im Leben leben zu lassen – das war die Herausforderung.
Ich hatte das Paar zu begleiten und stellte mich auf eine dreimonatige Betreuung ein. Die junge Frau war tief depressiv, sie fühlte sich am Ende ihrer Kräfte und zweifelte daran, daß sie die Zeit durchstehen könne. Ich selbst zweifelte ebenfalls – und suchte. In dieser Situation erinnerte ich mich an eine Kollegin in Bremen[33], die Anfang der neunziger Jahre die Schwangerschaft eines anenzephalen Kindes (ohne Großhirn) bis zu dessen Tod nach der regulären Entbindung begleitet hatte. Sie schickte mir umgehend den Bericht über diesen Prozeß, geschrieben vom Elternpaar selbst, der Hebamme, der Ärztin und einem Seelsorger, mit dem Titel *Immanuel*; so ist der Name des Knaben gewesen.[34] Ich leitete das Buch sogleich an das Ehepaar weiter. Überraschenderweise wirkte es bei ihnen wie ein Heilmittel in der Verzweiflung. Nach zwei Wochen hatte die junge Frau durch die unter Tränen geleistete Lektüre des Berichtes Kraft und Mut bekommen und sah wieder einen Sinn darin, ihre Schwangerschaft auszutragen. Die nicht mit der Uhrzeit festlegbare Majestät des Todes waltete des Amtes, so wie es seit Alters her heißt: mors certa, hora incerta – der Tod ist sicher, die Stunde des Todes unsicher, das heißt offen. Wenige Tage später kam es zur Geburt des kurz zuvor im Mutterleib gestorbenen Kindes. Es erhielt seinen Namen Niklas, wurde bestattet mit den Ritualen eines Toten – das Paar fühlte sich frei in seiner Trauer.
Wer an den Tod denkt, wird frei – erst recht zum Leben. Das bewahrheitete sich auch bei diesem Paar.

Buchstäblich mag an dieser Geschichte das schon zitierte Wort Viktor von Weizsäckers deutlich werden, der Tod sei nicht der Gegenspieler des Lebens, sondern der Gegenspieler der Geburt. Angesichts der heutigen reproduktionsmedizinischen Technik setze ich hinzu: Er ist der Gegenspieler von Zeugung und Empfängnis. Tod und Leben gehören zum Wandlungsprozeß der Therapie – der Therapeut hat zu wachen über die Disziplin dieses Prozesses, dessen Rahmen streng begrenzt ist, auch wenn man ihn individuell immer neu bestimmen muß.

Kritische Wissenschaftler sagen zu Recht über die Namenlosigkeit und Sprachlosigkeit des Todes: »Der Tod verweigert der Sprache die Herrschaft über ihn – er übersteigt die Möglichkeit von Sprache und kann deshalb nicht in das System moderner Wissenschaft einbezogen werden.«[35]

Diese Feststellung trifft zu für die Dimension des neuen Tabus. Ich habe aber die Erfahrung gemacht, daß es in der Sphäre künstlerischer Therapie, die der Logik des Herzens, der konkreten Wahrnehmung und der Disziplin schöpferischer Einbildungskraft gehorcht, eine Sprache für die Toten geben kann – und vielleicht auch für den Tod.

Dimensionen unseres Todesbewußtseins heute – ein neues Bewußtsein ist erzwungen

Wir sind herausgefordert, uns einem neuen Bewußtsein vom Tode anzunähern und ein neues Bewußtsein zuzulassen. Dieser Umbruch steht uns ins Haus. Joseph Beuys, ein Visionär unserer Zeit, deutete auf eine alte Aufgabe Europas hin, die es immer wieder einholte und die auch heute vor der Tür steht: »Dort, wo Germanen und Kelten sich aufhielten, befand sich der beste Boden für das, was Christus wollte: die totale Umgestaltung der menschlichen Natur.«[36]

Ein anderes Wort kann dabei ebenfalls behilflich sein. Es stammt von Viktor von Weizsäcker, dem Nestor der deutschen psychosomatischen Medizin: »Das Wesentliche der Krankheit ist nicht der Übergang von einer Ordnung zur anderen, sondern die Preisgabe der Identität des Subjektes [des Kranken]. Das Ich des Kranken wird in diesem Riß oder Sprung vernichtet, wenn es sich nicht wandelt – nachdem der Kranke durch seine Krise gezwungen ist, das ›Unmögliche‹ zu vollziehen.«[37]

Ebenso wie der Kranke an einem Übergang von einer Ordnung zur anderen steht, so sehe ich auch unser modernes Bewußtsein – und damit auch die moderne Medizin – gezwungen zu dem Wagnis, das Unmögliche zu vollziehen. Wir können diesen Sprung erreichen durch eine Wandlung unseres Bewußtseins; manche modernen Denker sprechen in diesem Zusammenhang von der Mutation unseres Bewußtseins.[38] Ins Leere geht dieser Sprung nicht –

wir werden dabei die Weistümer der Menschheitsevolution in unser Bewußtsein und unser Leben zu integrieren haben. Einen möglichen Fehler unserer Entwicklung deutete ich an mit dem Märchen vom Gevatter Tod.

Wir haben auch die Tradition unserer ärztlichen Eide und die naturwissenschaftliche Einseitigkeit der letzten 400 Jahre seit Descartes zu überdenken. Ein griechischer Mythos von den Heilkundigen kann uns ebenfalls einen Hinweis geben. Asklepios, ein Sohn des Apollon, lernte durch den Kentauron Cheiros die Heilkunst. Artemis, die Zwillingsschwester des Apollon, flehte den Asklepios an, ihrem Liebling Hippolytos nach dessen Tod wieder das Leben zurückzugeben. Asklepios strengte seine Geschicklichkeit aufs äußerste an und hatte glänzenden Erfolg. Dieses Sich-Einmischen in die festgelegte Ordnung der Natur – der Evolution – war jedoch zuviel für Zeus. Er schleuderte den Asklepios alsbald mit einem Donnerkeil in die Unterwelt.[39] Vielleicht kann uns dieser Mythos lehren: Als moderne Ärzte können wir mit unseren Techniken viel Leiden lindern – aber der Eingriff in die Evolution, die ehernen Gesetze der Natur und des Kosmos, führt zum Unheil.

Um den notwendigen Sprung zu vollziehen, gibt es heute genug Lebenshilfen. Eine künstlerisch-therapeutische Lebenshaltung mit ihren methodischen Mitteln kann dabei eine Vorreiterin sein. Auch die Kunst ist eine solche Hilfe. Deshalb führte ich im ersten Kapitel das Gedicht *Die kleine Trauer* von Jan Skacel an. Die moderne Medizin kann sich wieder wandeln zur Kunst, das heißt zu einer Heil-Kunst, von der Novalis spricht, wenn er die auf Nützlichkeit und Wiederherstellung der vergangenen Gesundheit eingestellte Medizin einer höheren Heilkunst gegenüberstellt.[40] »Die gemeine Medizin ist Handwerk. Sie hat nur das Nützliche im Sinn [...] die eigentliche Heilkunde enthält nur Vorschriften zur Erhaltung und Restauration.« Aber »der Künstler der Unsterblichkeit betreibt die Medizin als höhere Kunst, als synthetische Kunst.«[41]

Wir haben in der abendländischen Medizin viele Hinweise, wie sich ein neues Bewußtsein gestalten kann – es kommt darauf an, steckengebliebene Entwicklungen aufzugreifen und sie in unserem modernen Bewußtsein zu integrieren statt sie zu verdrängen. Diese Integration hat realiter in der ärztlichen und therapeutischen Szene schon begonnen. Es kommt darauf an, die Zeichen zu erkennen und dabei die Spreu vom Weizen unterscheiden zu lernen.

Der Tod – mitten im Leben: Das Mittelalter kannte den Friedhof als einen geselligen Ort, auf dem Märkte und Feste stattfanden, der zuweilen auch als Müllkippe zweckentfremdet wurde. Die Toten wurden noch mitten in der Stadt auf dem Kirchhof begraben. Weil dieser Platz begrenzt war, mußten sie in mehreren Schichten übereinander bestattet werden. Waren deren Körper vollständig verwest, grub man ihre Knochen wieder aus, um sie im »Beinhaus« zu stapeln. Ein individuelles Grab kannte man nicht.[42]

Erst in der Aufklärung wurde eine strengere räumliche Trennung zwischen dem Reich der Toten und dem Reich der Lebenden angeordnet. Damit ging auch die Mahnung des Memento-mori mehr und mehr verloren – bis zur heutigen globalen Entfremdung und Verdrängung des Todes.

Jedoch: »Mit der Gewißheit des Todes will heute niemand mehr leben« – dieser Satz ist in seiner Absolutheit unwahr. Das Bewußtsein der Endlichkeit unseres Lebens ruft Bewußtheit und Willenskräfte wach. Dazu ein Wort von Khalil Gibran: »Ich sagte zum Leben: ›Ich möchte den Tod sprechen hören!‹ und das Leben redete ein wenig lauter und sagte: ›Jetzt hörst du ihn!‹«

Der Tod ihres Ehemannes machte die 74-jährige Barbara Davids »zu einem neuen Lebewesen«, wie sie sich selbst nennt. Sie hat die Angst vor dem Tod verloren und neue Lebenskraft gewonnen. »Er hatte mich erlöst«, sagt sie; wobei es offen ist, ob mit »er« der Ehemann oder der Tod oder beide zusammen gemeint sind.[43]

Wenn das Memento mori, das Todesbewußtsein, uns an die Endlichkeit und damit auch an die Einmaligkeit unseres Lebens erinnert, so widerspricht das nicht dem Konzept der Reinkarnation – im Gegenteil. Im Hier und Jetzt unseres Lebens haben wir die Chance, diese einmalige Konstellation unseres Schicksals wahrzunehmen und uns aktiv darauf einzulassen – wenn sie vorübergeht, kehrt sie auf diese Weise niemals wieder.

Menschen mit einer lebendigen Beziehung zum Jenseits wissen um ihr Ausgespanntsein zwischen den herrlichen Liebreizen, den konkreten Forderungen des alltäglichen Lebens und den großen Unendlichkeiten der Ewigkeit. Rainer Maria Rilke ist ein solcher Zeuge; mit seinen *Sonetten an Orpheus* baute er uns einen Steg ins Totenreich, das auch ein Reich der tieferen Wirklichkeit des Lebens ist. Diese Sonette und die Vollendung der *Duineser Elegien* schrieb

Rilke in kürzester Zeit – zwischen dem 2. und 20. Februar 1922, fünf Jahre vor seinem Tode.[44] Die Imaginationen dieser Sprache übersteigen in ihrer Metaphorik unser alltägliches Bewußtsein. Ich zitiere deshalb ein früheres Gedicht Rilkes aus dem Jahre 1900 mit gleicher Tendenz, aber unserem Alltagsbewußtsein noch mehr angenähert:

Der Tod ist groß,
Wir sind die Seinen
lachenden Munds,
Wenn wir uns mitten im Leben meinen,
wagt er zu weinen,
mitten in uns.

So kann der Tod der getreue Begleiter unseres Lebens sein und als solcher stellt der Sterbevorgang auch ein Symbol für verkrustete Strukturen im therapeutischen Wandlungsprozeß dar. »Wer nicht stirbt, bevor er stirbt, der verdirbt, wenn er stirbt«. Diese schon einmal zitierten Worte fand Angelus Silesius für den Tod im Leben als ständigen Gast. Mit ähnlicher Bedeutung aber aus einem anderen Blickwinkel ist ein Wort des englischen Psychoanalytikers und Kinderarztes Donald Winnicott als Gebet überliefert: »O Gott, laß mich ganz lebendig sein, wenn die Stunde meines Sterbens gekommen ist!«

Anders dagegen ist unsere Beziehung zu Sterbenden und zu den Toten. Ärzte, Psychotherapeuten, Psychologen und Therapeuten haben sich in den letzten drei Jahrzehnten immer mehr dem Trauerprozeß genähert; darüber ist inzwischen auch viel geschrieben worden. Ich erinnere nur an Elisabeth Kübler-Ross'

Sterbebegleitung *Interviews mit Sterbenden*[45] und an die Phasen des Trauerns bei den Abschiednehmenden, den Angehörigen der Verstorbenen, an Verena Kasts Buch *Trauern*[46] und ebenso an Marie-Luise Kaschnitz' *Was willst du, du lebst*[47]. Dabei richtet sich die Aufmerksamkeit auf die innerseelischen Prozesse der Sterbenden und Abschiednehmenden; auch die Beziehung zu den Toten wird letztlich als seelischer Vorgang der Lebenden gesehen – die Toten selbst entschwinden dem Blick, denn sie sind unsichtbar, ungreifbar, und deshalb für unsere durchschnittliche geistige Verfassung auch unbegreifbar. Bestenfalls wird von den Toten metaphorisch oder symbolisch gesprochen – als ob gerade sie noch lebend seien. Oder wir blicken am Grabe und im Rückblick auf die reale, leiblich verkörperte Biographie der Verstorbenen. Damit richten wir unsere Aufmerksamkeit ausschließlich auf die Vergangenheit. Als Menschen sind wir in unserer geistigen Gestalt jedoch keineswegs nur durch unsere Vergangenheit bestimmt; ebenso sind wir auf unsere eigene Zukunft hin entworfen. Vergangene Bestimmung und zukünftiges Offensein konzentrieren sich in der Gegenwart unseres Lebens. Gibt es auch eine Gegenwart und Zukunft der Toten in ihrer geistigen Gestalt?

Aufgrund lebenerhaltender Techniken der modernen Medizin sind uns kostbare und tiefgehende Begleitung sterbender und hirntoter Menschen bekannt. Dabei wird deutlich: Ebenso wie es eine intensive Beziehung zwischen Lebenden gibt, gibt es auch eine hochintensive Beziehung der Lebenden zu ihren sterbenden und toten Angehörigen oder zu den als Patienten anvertrauten Menschen. Ein ergreifendes Beispiel dafür gibt Isabel Allende in dem romanartig geschriebenen autobiographischen Bericht *Paula*[48] über die ein Jahr lang währende Pflege und Begleitung ihrer komatösen Tochter. Ein anderes Beispiel ist der tagebuchartige Bericht Karl E. Siegels über die mehr als dreimonatige Begleitung seiner medizinisch als hirntot bezeichneten Frau bis zu deren Entbindung von ihrem gemeinsamen Sohn. Der fünfjährige Maximilian lebt jetzt als gesundes Kind, die Mutter starb nach seiner Geburt. Entscheidend ist dabei: Auch wenn Gabi Siegel medizinisch für hirntot gehalten wurde, so berichten doch der Ehemann wie auch die nächsten Pflegepersonen und Therapeuten über eine lebendig-geistige Beziehung wie zu einem lebenden Menschen.[49]

Ähnliches wissen wir von Frauen nach Schwangerschaftsabbruch. Sie berichten im Schutz des therapeutischen Raumes über ihre Beziehungen zu ihrem toten Kind[50], sie geben ihm einen Namen, führen innere Dialoge mit ihm, lokalisieren seine erspürte, unsichtbare Gestalt im Abstand bis etwa 80 Zentimeter, haben Traumerlebnisse und sind von der Evidenz der personalen Begegnung überzeugt. Es sind Phänomene, die psychopathologisch nicht zu klassifizieren sind.

Noch nach Jahren bemühen sich trauernde Frauen um eine rituelle Bestattung, nachdem sie in ihrem an ein Ende gekommenen Trauerprozeß die Beziehung mit ihrem toten Kind realisierten. Als Ergebnis einer Psychotherapie legte Antoinette (Pseudonym) ein Rosenbeet auf dem Friedhof ihrer Heimatgemeinde für ihr abgetriebenes Kind an; auf ihre Initiative hin war eine besondere Grabstelle für die unbeerdigten Toten eingerichtet worden.[51]

Über ähnliche Erfahrungen wie Antoinette berichtet Michaela Sieh, eine Doktorandin von mir, mit dem Thema *Tod am Lebensanfang – der perinatale Tod von Kindern.* Auch bei sogenannten Totgeburten müssen die Eltern, vor allem die Mütter, zunächst eine Mauer eigener Schuldgefühle bewältigen – so wenig wie Schuld hier real vorhanden ist –, bevor sie hilfreiche Abschiedsrituale in individueller Weise gestalten. Zu solchen Abschiedsritualen gehört vor allem, dem Kind einen Namen zu geben. »Die Namensgebung symbolisiert die Anerkennung des gestorbenen Kindes als Individualität.« Mindestens ebenso wichtig ist die Beerdigung und das Grab – »Das Grab kann ein Ort der Trauer sein.«[52]

Ebenso wie der lebende Mensch seinen Leib als räumliches Wesen zur Inkarnation auf dieser Erde braucht, braucht der Tote sein Grab als einen Ort, an dem er seinen Leib wieder mit der Erde verbinden kann. Das Grab ist nicht nur Ort der Trauer für die Nachgebliebenen, es ist auch Ort des Durchganges für den Toten in die nicht-leibliche Welt der Individualität. Novalis spricht davon: »Wenn ein Geist stirbt, wird er Mensch. Wenn ein Mensch stirbt, wird er Geist.« Eine Illustration des verzögerten Abschieds von der totgeborenen Tochter ist die Psychotherapiegeschichte von Sophia, auf die ich hier nur hinweisen kann.[53]

Auf diese Art haben sich individualisierte Sterberituale in den letzten Jahren gebildet aus dem Bedürfnis der Trauernden, für ihre Toten da zu sein und den Umgang mit ihnen zu pflegen. Die großen Rituale

der christlichen Kirchen mit letzter Ölung, Aussegnung, Bestattung und Totenmesse als das Sterbesakrament werden dadurch wieder neu bekräftigt.
In anderer Weise können das Bildbuch von Gion Condrau *Der Mensch und sein Tod*[54] oder das vorzügliche dreibändige Werk von Erich und Annemarie Ruprecht *Tod und Unsterblichkeit*[55] Hilfen für eine Begleitung der Toten sein. Der Tod kann ins Leben hineinstrahlen: Todesnähe gibt eine stärkere existentielle Wachheit, mehr Ernst des Lebens, auch größere Freude der Gestaltung des Alltags – und einen neuen Sinn, eine neue Lebensperspektive!
Die Toten sind gegenwärtig und strahlen in unser gegenwärtiges Leben hinein. Sie können unsere Freunde sein, jedenfalls unsere Lebensbegleiter. Eine ärztliche Kollegin, Teilnehmerin einer von mir geleiteten Selbsterfahrungsgruppe, hat die Lebensschuld über den Schwangerschaftsabbruch ihres Kindes produktiv verwandelt. Sie leitet jetzt Trauerseminare und hilft frühverwaisten Eltern bei der Bewältigung ihres Schmerzes. Von dieser produktiven Kraft der Toten spricht ein Vierzeiler Hans Carossas:

Es gibt kein Ende
Nur glühendes Dienen
Zerfallend senden
Wir Strahlen aus.

Was ich unter der Überschrift *Majestät des Todes* mitzuteilen habe, liegt jenseits meiner Empirie. Ich betrachte es aber auch nicht als Spekulation. Es entspringt meiner Überzeugung, die durch Fakten kaum begründbar ist. Thanatologische Publikationen haben sich in den letzten Dezennien gehäuft. Bei ihrer Lektüre fällt auf, daß von den Trauernden, den Sterbenden und auch von den Nahtoderlebnissen sogenannter klinisch Toter gesprochen wird.[56] Die seelischen Erlebnisse und medizinischen Vorgänge werden in vielen Einzelheiten dargelegt. Dabei bleibt aber die Frage unbedacht: Was ist der Tod? Oder genauer: Wer ist der Tod? Ist er eine Gestalt, ein Wesen? Oder ist er nur eine Chiffre, ein Symbol für das Ende unseres Lebens?

Je nachdem, wie unsere mögliche Antwort auf diese Frage ausfällt, dürften wir entweder zu denen gehören, die das Lebensende hinausschieben wollen, das Leben verlängern möchten – oder zu denen, die dem Lebensende gefaßt, wenn auch mit Furcht vor dem Ungewissen gepaart, entgegenblicken.

Ich sehe den Tod mit Würde und Majestät ausgestattet – ein überpersönliches Wesen, das die Macht besitzt, in tiefer Weise in unser Leben einzugreifen. Dafür müssen wir Wahrnehmungsorgane entwickeln, um mehr Wissen über die Todesstunde zu erhalten. Keineswegs muß das heißen, wir dürfen nicht mehr die Mittel und Methoden der Intensivmedizin benutzen. Es ist vielmehr die Frage zu stellen, wann wir sie *benutzen* dürfen oder müssen und wann wir darauf *verzichten* müssen. Wer hat die Vollmacht, die Majestät des Todes wahrzunehmen? Hat sie der Intensivmediziner, der den Kranken häufig nur kurz kennenlernt? Vielleicht aber kann er sich Wahrnehmungsorgane erwerben, um fundierter handeln zu können. Oft sind wir auf Patiententestamente oder die Willenserklärungen der Angehörigen angewiesen. Aber es kann auch indirekte Hinweise geben.

So berichtete ein erfahrener Anästhesist, Oberarzt einer intensivmedizinischen Abteilung, von einem etwa 55-jährigen Mann mit vielfachen Krebsaussiedlungen im Körper, auch in der Wirbelsäule. Er kam als Notfall in die Klinik nach einem Sturz. Zufällig beobachtete man eine allmählich einsetzende Atemlähmung und führte dem Patienten rasch Luft zu durch einen Tubus der Luftröhre. Später war ein Luftröhrenschnitt notwendig. Der Kranke war am ganzen Körper gelähmt durch die Krebsaussiedlungen in seiner Wirbelsäule; lediglich die Kopforgane konnte er noch betätigen, und nur mit einem Hauch konnte er sich mit dem Anästhesisten verständigen. Dieser Arzt hatte sich seiner besonders angenommen. Dabei erfuhr er von einem Freund des Patienten, daß sich dieser in den letzten Jahren mehr und mehr vom Leben zurückgezogen hatte, seine Frau schon lange gestorben war und sein Sohn weit weg im Ausland lebte. Selbst der Freund hatte nur losen Kontakt mit dem Schwerkranken.
Auch wenn die ärztliche Pflicht dazu aufrief, den Patienten am Leben zu erhalten, so kam doch auch die Frage auf, ob es richtig sein könnte, ihn sterben zu lassen. Eine Antwort auf diese grundsätzliche Frage hatte der Kranke durch sein Handeln selbst gegeben. Er hatte nämlich nach dem Sturz in seiner Wohnung noch per Telefon den Notarzt gerufen, wozu er offenbar noch fähig gewesen war. Durch diese Handlung hatte er seine eigene, immer mehr zunehmende Isolation durchbrochen und de facto zum Ausdruck gebracht: Ich möchte jetzt noch eine Zeitlang durch die Pflege anderer Menschen leben. Diese Pflege hatte er ein halbes Jahr zuvor abgelehnt, als ihm sein

Arzt die Ernsthaftigkeit seines Krebsleidens eröffnet und eine entsprechende Behandlung angeraten hatte. Jetzt hatte er seinem Leben eine andere Wendung gegeben; jedenfalls wollte er sich dem Tod nicht anheimgeben. Der Kranke selbst hatte durch seine Handlung dem Arzt eine Weisung gegeben. Wenn sich hier überhaupt von Wahrnehmung des Todes sprechen läßt, so dürfte es eine indirekte sein.
Im Gegensatz zu dem Märchen *Der Gevatter Tod*, in dem der Tod offen auftritt, verbirgt er in der Erzählung *Der Fuhrmann des Todes* von Selma Lagerlöff seine Gestalt. In dieser Erzählung ist der Fuhrmann ein *Helfer* des Todes und hat die Aufgabe und Vollmacht, alle Sterbenden von ihrem Leib zu lösen durch die mit eherner Stimme gerufenen Worte: »Gefangener, komm aus deinem Gefängnis heraus!« Ein Jahr lang muß dieser Fuhrmann mit seinem schaurig-ätzenden und klirrenden Gefährt durch die Lande fahren, um die Seelen der Gestorbenen zu sammeln. Die Erzählung hat eine dramatische Schicksalsverwicklung verschiedener Personen zum Inhalt. Mir sind in diesem Zusammenhang bestimmte Beschreibungen der Dichterin wichtig, die teilweise mit meinen Erfahrungen übereinstimmen – und auch darüber hinausgehen: Lebende können eine existentiell wichtige Beziehung zu den Toten haben und zwar, indem sie die Toten spüren – nicht, indem sie sie optisch wahrnehmen. Die Gestalt des Toten ist lokal begrenzt, wie eine Art Phantom oder Doppelgänger – »aber doch nicht ganz ein Doppelgänger, denn er ist ein Nichts«. – Oder wie »ein Bild von dem anderen, das sich in einem Spiegel gezeigt hat und nun aus dem Glas herausgestiegen ist und lebt

und sich bewegt«.[57] Der phantomartige Doppelgänger kann zwar handeln, aber er erreicht die materielle Welt nicht. »Auf dem Sandweg liegt ein abgebrochener Zweig. Der Fuhrmann streckt seine Sense darunter und fährt mit ihr aufwärts durch den Zweig, um ihn zu zerschneiden. Aber dieser fällt nicht in zwei Teilen zu Boden, sondern bleibt ganz wie zuvor.«[58] Der Tote kann die Lebenden sehen und zu ihnen sprechen – aber er kann sich ihnen nicht verständlich machen. Die Sprache ist ohne Worte. Höchstens über ein feines Gefühl der Lebenden ist eine Kommunikation möglich.

Die Zeit im Totenreich ist wie im Zeitraffer verkürzt. Hundert Jahre im Diesseits sind wie ein Tag im Totenreich. In der Erzählung bleibt der Mond immer an derselben Stelle stehen, während sich für die Toten Vorgänge ereignen, die im Diesseits mehrere Tage bräuchten. Entsprechend gestaltet sich das Lebenspanorama: Der Tote wird an wichtige Stationen seines Lebens zurückgeführt, und dies geschieht in Minuten, während es im Diesseits Jahre dauern würde.

Wesentlich ist, daß der Fuhrmann des Todes Gehilfe und ausführendes Organ darstellt. Er hat zwar die Vollmacht zur Lösung der Seele aus dem Körper. Aber er wird zu den Sterbenden geführt von einer Macht im Hintergrund, die ihm den Auftrag zu dieser Vollmacht erteilt hat.

Wie eine Art von Intensivmediziner hat der Fuhrmann des Todes auch die Vollmacht, dem fast schon gestorbenen David Holm, einer Hauptperson der Erzählung, noch einmal das Leben zu ermöglichen, indem er mit lauter, eherner Stimme ruft: »Du Gefangener, tritt wieder ein in dein Gefängnis!« Diese

Rückkehr ins Leben ist nur deshalb möglich, weil David Holm nur durch sie den Selbstmord seiner Frau und seiner zwei Kinder aus Liebe zu ihnen verhindern kann. Die Erzählung spricht auch davon, wie er durch sein Nahtoderleben zu einer tiefgehenden Wandlung seines ihm neu geschenkten Lebens gelangt. Die Begegnung mit dem Fuhrmann veranlaßt ihn, Fehlentscheidungen seines bisherigen Lebens auszugleichen.

Solche Wandlungen im Leben von Menschen mit Nahtoderlebnissen sind auch sonst bekannt geworden. Sie haben in der Lagerlöffschen Erzählung eine wesentliche Wurzel: die Liebe als Kraft der Wandlung. Die letzten Worte der Erzählung, ein Gebet aus dem Munde des wieder zum Leben geführten David Holms, lauten: »Gott, großer Gott, laß meine Seele zur Reife kommen, ehe sie geerntet wird.« Womit ein tieferer Sinn des Lebens nach dem Toderlebnis gemeint ist: Dieser Mensch hat in seinem Leben noch eine Aufgabe zu bewältigen, an der er reifen kann. Dann ist die Zeit seines Todes gekommen, und er kann in Frieden sterben.

Von Nüchternheit und Liebe im Angesicht des Todes

Es gibt das Tagebuch des auf seinen Tod zulebenden Peter Noll, weiland Professor für Strafrecht in Zürich, mit dem Titel *Diktate über Sterben und Tod* und einer Totenrede von Max Frisch. Darin beschreibt der Verfasser mit großer Klarheit und hoher Bewußtheit sein Erleben über neun Monate zwischen dem 28. 12. 1981 und dem 30. 09. 1982, nachdem er die medizinische Diagnose seiner unheilbaren Krebserkrankung erfahren hatte. Einen guten Monat vor seinem Tode heißt es am 27. 08. 1982: »Das Sterben kündigt sich auch dadurch an, daß Eros sich in Agape verwandelt, nicht nur beim Sterbenden, sondern auch bei den Partnern. Wenn jemand gemeint hätte, Eros sei intensiver als Agape, so hat er sich getäuscht.«[59]

Diese Worte über die allumfassende Liebe aus Peter Nolls Tagebuch lassen sich auch vergleichen mit Worten über die Kostbarkeit unseres Lebens. »Der Tod macht die Zeit kostbar, und er macht die Beziehung zu den Mitmenschen kostbar. Der Tod ist nur kostbar, wenn er zugleich mit der Liebe kostbar ist.«[60]

Anhang

Anmerkungen und zitierte Literatur

1 Georges, K. E.: Lateinisch-deutsches Handwörterbuch, Leipzig 1862, 5. Aufl.

2 Duden: Das Herkunftswörterbuch, Manheim/Wien/Zürich 1963.

3 Von 1845 – 1975 3.800 Publikationen, davon 1964 – 1975 3.400; dagegen schon 1976 3.848 Publikationen. Nach Mischke, Marianne: Der Umgang mit dem Tod. Vom Wandel in der abendländischen Geschichte, Berlin 1996, S. 7.

4 Macho in: Mischke, Marianne: Der Umgang mit dem Tod, a.a. O.

5 Ergebnisse des Psychologen R. Ochsmann; zitiert bei Blum, Mechthild/Meseler, Thomas (Hrsg.): Tabu Tod, Freiburg 1996.

6 Vgl. Mischke, Marianne: Der Umgang mit dem Tod, a.a. O.

7 Nuland, Sherwin B.: Wie wir sterben. Ein Ende in Würde?, München 1994.

8 Bekannt vor allem durch die Vertonung von Franz Schubert.

9 Zitiert nach Pietzker; in Blum, Mechthild/Meseler, Thomas (Hrsg.): Tabu Tod, a.a.O.

10 Salomon, F.: Dem Tod keinen Raum geben?; in: Stimmen der Zeit 1996; S. 315 – 327.

11 Zum Konzept der Reinkarnation in der Sicht der tibetischen Philosophie siehe: Evans-Wentz, Walter Y. (Hrsg.): Das Tibetanische Totenbuch, Olten 1987, 10. Aufl.; Rinpoche, Shamar: Das tibetische Buch vom Leben und Sterben. Ein Schlüssel zum tieferen Verständnis von Leben und Tod, München 1994, 8. Aufl.
In europäisch-westlicher Sicht siehe Veltmann, W. F.: Reinkarnation. Moderne Rückführungspraktiken und anthroposophische Karmaforschung, Stuttgart 1996; Klünker, Wolf U.: Wer inkarniert sich? Geistige Individualität als Lebens- und Erkenntnisproblem; in: Die Drei 67/3 1997, S. 209-221.

12 Ernst Bloch, vgl. Pietzker in Blum, Mechthild/Meseler, Thomas (Hrsg.): Tabu Tod, a.a.O.

13 Wellendorf, Elisabeth: Mit dem Herzen eines anderen leben? Die seelischen Folgen der Organtransplanta-

tion, Stuttgart/Zürich 1993; dies.: Man kann alles auch anders sehen. Schicksalsgeschichten, Stuttgart 1998, 2. Aufl.

14 Müller-Nienstedt, Hans R.: Geliehenes Leben. Tagebuch einer Transplantation, Zürich/Düsseldorf 1996.

15 Müller-Nienstedt, Hans R.: Geliehenes Leben, a.a.O.

16 Daß die Hirntoddefinition im Sinne des irreversiblen Hirnversagens zwei medizinische Zwecke hat, nämlich die Explantation zu legitimieren und das Abstellen lebenserhaltender Apparate in der Intensivmedizin bei Todkranken zu rechtfertigen, ist medizinisch-juristisch sinnvoll, kompliziert aber das anstehende anthropologische Problem noch zusätzlich.

17 In Blum, Mechthild/Meseler, Thomas (Hrsg.): Tabu Tod, a.a.O.

18 Schmitz, E.: Nah-Todeserfahrungen; in: Universitas 581/1994, S. 1076 – 1083; Schröter-Kunhardt, Michael: Das Jenseits in uns; in: Psychologie heute 6/1993, S. 64 – 69.

19 Mischke, Marianne: Der Umgang mit dem Tod, a.a. O.

20 Guggenbühl-Craig, Adolf: Die närrischen Alten. Betrachtungen über moderne Mythen, Zürich 1996.

21 Mischke, Marianne: Der Umgang mit dem Tod, a.a. O.

22 Dabei wird auch die naturwissenschaftlich-medizinische Sicht des Hirntodes heute kontrovers diskutiert; vgl. Hoff, Johannes/in der Schmitten, Jürgen (Hrsg.): Wann ist der Mensch tot? Organverpflanzung und Hirntodkriterium, Reinbek 1994.

23 Ariès, Philippe: Geschichte des Todes, München 1985, 2. Aufl.; Laager, Jacques: Ars moriendi. Die Kunst, gut zu leben und gut zu sterben, Zürich 1996; Ohler, Nobert: Sterben und Tod im Mittelalter, München/Zürich 1990.

24 Lang, Walther K.: Der Tod und das Bild. Todesevokationen in der zeitgenössischen Kunst 1975-1990, Berlin 1995.

25 Bei Anselm Kiefer und Enzo Cucchi.

26 Mischke, Marianne: Der Umgang mit dem Tod, a.a. O.

27 Petersen, P.: Der Therapeut als Künstler. Ein integrales Konzept von Psychotherapie und Kunsttherapie, Paderborn 1994, 3. Aufl.

28 Gebser, Jean: Ursprung und Gegenwart, München 1992, S. 545; Petersen, Peter: Unsere Wahrnehmung des Todes, Esslingen 1997.

29 Petersen, Peter: Der Therapeut als Künstler. Intensivierte Psychotherapie/Psychosomatik durch Künste und künstlerische Lebenseinstellung; in: Petersen, Peter/Nijs Piet (Hrsg.): Neue Wege von Psychotherapie und Psychosomatik, Leuven 1993.

30 Gebser, Jean: Ursprung und Gegenwart, a.a.O.; Picht, Georg: Kunst und Mythos, Stuttgart 1990, 3. Aufl.

31 Petersen, Peter: Heilmittel: Produkt und Gabe. Betrachtungen zwischen klassischer Medizin und therapeutischer Anthropologie; in: Wege zum Menschen 40/1988, S. 334 – 342.

32 Herzog, Edgar: Psyche und Tod, Zürich/Stuttgart 1960.

33 Frauenärztin Dr. Mura Kastendieck.

34 Marold, Inka und Torsten: Immanuel. Geschichte der Geburt eines anenzephalen Kindes, Bonn 1996.

35 Mischke, Marianne: Der Umgang mit dem Tod, a.a. O.

36 Zitiert bei Lang, Walther K.: Der Tod und das Bild, a.a.O., S. 52.

37 Weizsäcker, Viktor von: Gesammelte Schriften, Frankfurt/M. 1986.

38 Bertaux, Pierre: Mutation der Menschheit, Frankfurt/M. 1979; Gebser, Jean, a.a.O.

39 Rose, Herbert J.: Griechische Mythologie, München 1982, 6. Aufl.

40 Petersen, Peter: Heil-Kunst – Sprung in die therapeutische Zukunft. Eine Auseinandersetzung mit Kunst und Kunstbegriff in der modernen Medizin im Lichte der neueren Künste; in: Decker-Voigt, Hans-H. (Hrsg.): Spiele der Seele, Bremen 1992, S. 57 – 109.

41 Novalis: Fragment Nr. 401; in: Werke in einem Band, Berlin/Weimar 1984, 2. Aufl.

42 Kandler, Christine in: Blum, Mechthild/Meseler, Thomas (Hrsg.): Tabu Tod, a.a.O.

43 Badische Zeitung in Blum, Mechthild/Meseler, Thomas (Hrsg.): Tabu Tod, a.a.O.; im gleichen Sinne ein Bericht über Sabine Nitsch-Spatz, die Berliner Gesundheitspolitikerin der Grünen, die neununddreißigjährig an Knochenmarkkrebs erkrankte; »Die Zeit, die mir noch bleibt, nutze ich bis zum Letzten, um mich sozial zu engagieren.« [Badische Zeitung vom 22. 04. 1996; in: Blum, Mechthild/Meseler, Thomas (Hrsg.): Tabu Tod, a.a.O.]

44 Salis, Jean R. von: Rilkes

Schweizer Jahre, Frankfurt/M. 1975.

45 Kübler-Ross, Elisabeth: Interviews mit Sterbenden, Gütersloh 1974, 2. Aufl.

46 Kast, Verena: Trauern. Phasen und Chancen des psychischen Prozesses, Stuttgart: 1982.

47 Kaschnitz, Marie Luise: Was willst du, du lebst. Traum und Selbstfindung in Texten von Marie Luise Kaschnitz, ausgewählt und eingeleitet von Marlene Lohner, Frankfurt/M. 1991.

48 Allende, Isabel: Paula, Frankfurt/M. 1996, 2. Aufl.

49 Siegel, Karl E.: Wir durften nicht aufgeben! Ein Vater schildert die letzten Monate der Schwangerschaft seiner hirntoten Frau und die Geburt seines Sohnes, Gütersloh 1993; vgl. auch Petersen, Peter: Mütterlicher Hirntod und Schwangerschaft; in: Gynäkologische Praxis 20/1996, S. 129 – 134.

50 Petersen, Peter: Schwangerschaftsabbruch. Unser Bewußtsein vom Tod im Leben, Stuttgart 1986; ders: Schwangerschaftsabbruch – Beziehung zum Kind; in: Praktische Sexualmedizin 10/1989, S. 34 – 37; ders.: Unsere Wahrnehmung des Todes, a.a.O.

51 Petersen, Peter: Unfähigkeit zu Trauern und Trauern können nach dem Schwangerschaftsabbruch. Geschichte einer kreativen Wandlung; in: Petersen, Peter u.a. (Hrsg.): Psychosomatik in Geburtshilfe und Gynäkologie, Heidelberg/Berlin 1993, S. 72 – 76.

52 Sieh, Michaela: Rituale für den Tod am Lebensanfang. Perinataler Tod und Gestaltung des Trauerprozesses, Dissertation an der Medizinischen Hochschule Hannover 1994; Sieh, Michaela/Petersen, Peter: Tod am Lebensanfang – der perinatale Tod von Kindern; in: Gynäkologische Praxis 20/1996, S. 321 – 327.

53 Petersen, Peter: »Ich wußte nicht, wie tief das schmerzt«. Psychosomatik zwischen psychozialer Anpassung und tiefenstrukturellem Wandlungsprozeß, dargestellt anhand einer Therapiegeschichte; in: Gynäkologische Praxis 19/1995, S. 327 – 332.

54 Condrau, Gion: Der Mensch und sein Tod. certa moriendi condicio, Zürich/Einsiedeln 1984.

55 Ruprecht, Erich und Annemarie (Hrsg.): Tod und Unsterblichkeit. Texte aus Philosophie, Theologie und Dichtung vom Mittelalter bis zur Gegenwart, 3 Bände, Stuttgart 1992/93.

56 Jankovich, Stefan von: Ich war klinisch tot. Der Tod – mein schönstes Erlebnis, München 1995, 7. Aufl.; Ritchie, George/Scherrill, Elizabeth: Rückkehr von Morgen, Marburg 1996, 26. Aufl.; Schröter-Kunhardt, Michael: Das Jenseits in uns, a.a.O.

57 Lagerlöff, Selma: Der Fuhrmann des Todes; in: Lagerlöff, Selma: Große Erzählungen, München 1985, 6. Aufl., S. 373.

58 Lagerlöff, Selma: Große Erzählungen, a.a.O., S. 369.

59 Noll, Peter: Diktate über Sterben und Tod, Zürich 1984.

60 Badische Zeitung vom 23. Mai 1996, zitiert nach Glaser, Leopold; in: Blum, Mechthild/Meseler, Thomas (Hrsg.): Tabu Tod, a.a.O.

Mathias Wais

Der Mythos der heilen Kindheit

Der junge Mensch an der Schwelle zum nächsten Jahrtausend

Chancen und Grenzen von Erziehung heute

56 Seiten, broschiert

Im ersten Teil dieses Essays geht es um den Mythos der heilen Kindheit, um die Behauptung also, Kindheit habe möglichst sorgen- und problemfrei zu sein und solle nicht tangiert werden von den Nöten der Familie, den Problemen der Gesellschaft und auch nicht von den problematischen Auswirkungen der technischen und sozialen Umwelt.

Demgegenüber beschreibt der Autor, was heute die Realität der Kindheit ist und wie mit dem Mythos – gerade Kindern gegenüber – umzugehen ist. Schließlich stellt er dagegen, wie Kinder mit ihrer Realität umgehen und erörtert, welche Funktion der Mythos angesichts der Diskrepanz zwischen Ideal und Wirklichkeit hat beziehungsweise was sich daraus für Pädagogik und Entwicklungsförderung ergibt.

Im zweiten Teil wendet sich der Autor der immer drängenderen Frage zu, was junge Menschen an der Schwelle zum nächsten Jahrtausend von erziehenden Erwachsenen erwarten dürfen.

MAYER

NEIL POSTMAN · TOBIAS RICHTER

Der Auftrag der Schule heute

Wirklichkeit und Unwirklichkeit in der Erziehung

68 Seiten, broschiert

»Mein Zugang zur Erziehung ist geprägt von der Erfahrung, daß die Menschen einander extrem gefährlich werden, wenn sie ihre rationalen Kräfte preisgeben. Auf diese Einsicht ist alles, was ich geschrieben, oder alles, über das ich gesprochen habe, zurückzuführen – auch wenn ich das nicht immer extra erwähnt habe. Nichts fürchte ich mehr, als wenn die Menschen ihre Vernunft aufgeben.
Mancher mag denken, daß ich diesen Aspekt in meinem Erziehungskonzept zu sehr betone, und vielleicht hat er recht. Aber mein Glaube ist es, daß wir in der Schule die Möglichkeit haben, jungen Menschen zu helfen, die Fähigkeit zu entwikkeln, vernünftig zu denken. Wenn das dort nicht geleistet wird, wird es in den meisten Fällen überhaupt nicht getan. Aber ohne einen transzendenten Sinn wird das Schulwesen bald am Ende sein, und je schneller wir diesen finden, desto besser. Mit solch einem Sinn wird die Schule eine zentrale Institution sein, durch die junge Menschen lernen können, sich über ihre Schulzeit hinaus selbst zu erziehen.« *Neil Postman*